DU CATHÉTÉRISME

DE LA

TROMPE D'EUSTACHE

DU CATHÉTÉRISME

DE LA

TROMPE D'EUSTACHE

A L'AIDE DES CATHÉTERS A BOULE;

POUR REMÉDIER AUX SURDITÉS PRODUITES PAR L'OBSTRUCTION DE LA PORTION PHARYNGIENNE DE CE CANAL.

PAR

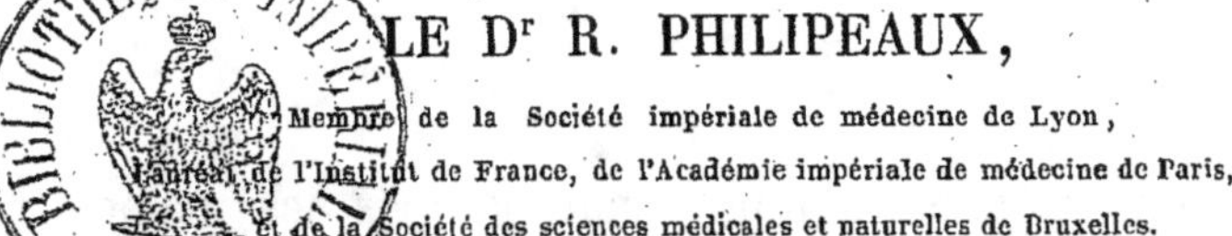

LE Dr R. PHILIPEAUX,

Membre de la Société impériale de médecine de Lyon,
lauréat de l'Institut de France, de l'Académie impériale de médecine de Paris,
et de la Société des sciences médicales et naturelles de Bruxelles.

LYON

IMPRIMERIE D'AIMÉ VINGTRINIER

QUAI SAINT-ANTOINE, 35.

—

1859.

DU CATHÉTÉRISME

DE LA

TROMPE D'EUSTACHE

A L'AIDE DES CATHÉTERS A BOULE.

Tous les auteurs qui se sont occupés des maladies de l'oreille conseillent, dans les cas d'obstruction de l'orifice pharyngien de la trompe d'Eustache, de pratiquer le cathétérisme de ce conduit. Pour obtenir ce résultat, ils se servent le plus souvent de sondes creuses métalliques qu'ils introduisent à l'aide de procédés variés, et par lesquelles ils pratiquent dans l'intérieur de l'oreille moyenne les uns des insufflations d'air, les autres de vapeurs médicamenteuses, d'autres, enfin, des injections astringentes, telles que des solutions plus ou moins concentrées de potasse caustique, etc., etc.

Mon intention n'est pas, dans cet article, de décrire la manœuvre opératoire dont il s'agit : je veux appeler ici l'attention sur un procédé qui me parait destiné, à en juger par les quelques faits qui me sont personnels, à produire des résultats assez satisfaisants : je veux parler du cathétérisme de la trompe d'Eustache à l'aide des cathéters à boule, dits de Charles Bell.

L'idée de pratiquer le cathétérisme de l'orifice pharyngien de la trompe d'Eustache avec de pareils instruments m'a été suggérée par les difficultés que j'éprouvais souvent à introduire, dans l'intérieur de la trompe, les sondes métalliques ordinairement mises en usage. Que l'on suive le procédé d'Itard, de MM. Gairal, Kramer, Deleau, Ménière, Velpeau ou Triquet, si l'on se sert d'une sonde creuse, comme ces auteurs le conseillent, le bec de l'instrument, arrivant à l'orifice de la trompe d'Eustache, y rencontre des tissus engorgés ; et pour peu que ceux-ci soient notablement tuméfiés, il peut les déchirer et provoquer de la douleur et une petite hémorrhagie, accident non inquiétant, à la vérité, mais pénible pour le malade, qui, voyant le sang couler, se refusera souvent à de nouvelles tentatives de la part du chirurgien.

Tous ces motifs et les insuccès que m'ont donnés les procédés ordinaires m'avaient conduit à employer les sondes en caoutchouc munies de leur mandrin ; mais, à l'aide de ces instruments, je n'obtenais aucun résultat appréciable.

Pour réaliser la désobstruction de la trompe et pour faire pénétrer à une assez grande profondeur les instruments, je résolus de me servir de cathéters pleins. Si l'idée de pratiquer la désobstruction de la trompe à l'aide de pareils instruments n'est pas nouvelle, elle a du moins été très-rarement mise à exécution. Je n'ai pu en retrouver de traces dans les ouvrages de Kramer, ni de ceux qui en général se sont spécialement occupés des maladies de l'oreille. Vidal, de Cassis, prétend que, pour les oblitérations de la trompe d'Eustache, on peut faire le cathétérisme forcé de la trompe; mais, se bornant à ce simple énoncé, il n'indique point les instruments dont on a alors à se servir. D'une autre part, M. Malgaigne, dans son *Manuel de médecine opératoire*, avance que quelques chirurgiens ont enfoncé des sondes ou des bougies jusque dans la cavité tympanique; mais, comme il le dit fort bien, l'étroitesse normale de la partie osseuse de ce canal aurait dû mettre en garde contre de semblables illusions.

Quoi qu'il en soit, pour obtenir la désobstruation de l'orifice pharyngien de la trompe, je résolus, ai-je dit, de me servir des cathéters à boules, connus sous le nom de Charles Bell. Ces instruments étant ronds à leurs extrémités, je pensais devoir, à leur aide, pénétrer facilement dans la trompe, désobstruer ainsi ce conduit, puisque en les introduisant je le dilatais sans crainte de le perforer. Je pensais qu'après m'en être servi je pouvais aider leur effet curatif en conseillant aux malades l'usage de poudres sternutatoires, qui devaient avoir pour but, par les efforts d'éternuement qu'elles nécessiteraient, de débarrasser des mucosités la partie de la trompe inaccessible au cathétérisme. J'ai mis à exécution ces idées et j'en ai obtenu des résultats encourageants. Toutes les fois que l'olive a pu être introduite dans l'orifice pharyngien de la trompe, j'ai constaté, lorsque je retirais l'instrument, une accumulation de mucosités entre l'olive et la tige, bien entendu dans les cas où l'obstruction de ce canal tenait à la présence de mucosités dans son intérieur.

L'instrument dont je me sers n'est autre, comme je l'ai dit, que le cathéter à boule de Charles Bell, généralement employé pour diagnostiquer et combattre les rétrécissements du canal de l'urèthre. J'en ai toutefois diminué la courbure, afin de pouvoir le faire pénétrer facilement à travers les fosses nasales pour le conduire dans l'intérieure de la trompe. L'olive qui le termine doit avoir en général quatre à cinq millimètres de diamètre ; on pourrait même au besoin employer une boule un peu plus forte. Si la courbure était plus prononcée, l'olive, comme je l'ai observé souvent sur le cadavre, s'engagerait au-dessous de la partie postérieure du cornet inférieur au moment où on la dirigerait vers la trompe ; et, par suite, le cathétérisme deviendrait la plupart du temps impossible.

Une échelle graduée pourrait être tracée à l'extrémité qui doit parcourir les fosses nasales, afin de faire connaître, suivant le procédé d'Itard, toute la longueur de l'instrument qui doit être entrée dans le nez et les fosses nasales pour que l'extrémité de celui-ci soit arrivée à la trompe.

La plaque ronde qui termine ce cathéter me paraît très-utile pour pouvoir le diriger convenablement et l'introduire d'une manière sûre aussi loin que possible lorsque son extrémité olivaire s'est engagée dans la trompe.

Ce cathéter étant tenu comme une plume, de manière à ce que son extrémité aplatie repose sur le face interne et supérieure de l'index, on le fait pénétrer dans l'intérieur de la trompe en suivant le procédé de M. Gairal. Pour cela, on l'introduit et on le pousse dans le nez et les fosses nasales en rasant la cloison, la concavité tournée en bas et la boule appuyant sur le plancher. Lorsque l'olive est arrivée à l'orifice postérieur des fosses nasales, c'est-à-dire au niveau du bord adhérent du voile du palais, on fait décrire à l'instrument un quart de cercle par un léger mouvement de rotation en dehors. En avançant alors de quelques millimètres, on arrive droit à l'orifice de la trompe.

Il faut surtout, lorsque la boule de l'instrument a atteint le bord adhérent du voile du palais, fortement appliquer la convexité de l'instrument sur la cloison dès qu'on opère le mouvement de rotation, car sans cette précaution indispensable, l'extrémité du cathéter, que l'on relève alors pour lui faire décrire l'arc de cercle qui doit le faire pénétrer dans la trompe, pourrait s'engager, non seulement au-dessous de l'extrémité postérieure du cornet inférieur, mais même dans le repli muqueux qui se trouve immédiatement en arrière.

On acquiert la preuve que le cathéter a pénétré dans la trompe, en exécutant un mouvement qui consiste à essayer de le ramener en avant. On sait alors qu'il se trouve engagé dans ce conduit par la sensation qu'on éprouve d'une bride qui entoure la boule et l'empêche de sortir de la cavité où elle s'est introduite.

Ainsi, étant averti de la pénétration de l'instrument dans la trompe, l'opérateur le pousse d'une main ferme à une profondeur variable entre un et deux centimètres et demi

Lorsque l'instrument a pénétré dans la trompe d'Eustache et qu'on l'a poussé aussi loin que possible, le malade accuse une sensation de douleur dans l'intérieur de l'oreille moyenne; sensation, du reste, qui disparaît du moment qu'on retire l'instrument.

Si je m'en rapporte aux résultats cliniques que m'a fournis ce mode de cathétérisme, je ne puis qu'engager fortement mes confrères à en faire usage. C'est ce que l'exposé des deux faits suivants leur persuadera mieux que ne pourraient le faire mes conseils.

Obs. i. *Surdité consécutive à une inflammation de l'arrière-gorge avec gonflement des amygdales. — Ablation des tonsilles. — Cautérisation modificatrice du pharynx. — Cathétérisme de la trompe d'Eustache à l'aide d'un cathéter à boule plein. — Amélioration.*

Au mois de décembre 1858, je fus consulté par un ouvrier tisseur qui était sourd depuis deux ans de l'oreille gauche. Cette surdité était survenue à la suite de maux de gorge répétés. Cet homme ne pouvait entendre la montre que lorsqu'on l'appliquait sur le pavillon de l'oreille. L'éternuement produisait du côté sain le bruit caractéristique qui dénote l'introduction de l'air dans l'oreille moyenne et la vibration consécutive du tympan. Un phénomène analogue n'était point perçu du côté de l'oreille malade. De plus, il existait un bourdonnement semblable au bruit de cigale, qui fatiguait beaucoup ce malade. Après avoir examiné le conduit auditif externe, qui était parfaitement sain, je jetai mes regards dans le fond de la gorge, et j'aperçus un gonflement des amygdales et une inflammation chronique du pharynx. J'excisai ces glandes hypertrophiées, et quelques jours après je pratiquai une cautérisation modificatrice du pharynx à l'aide d'un tampon de charpie imbibée d'une solution de nitrate d'argent. (Eau distillée 30 grammes, nitrate d'argent 4 grammes). Je renouvelai la cautérisation à dix jours d'intervalle.

Au commencement de février, l'inflammation de l'arrière-gorge avait en grande partie cessé; mais la surdité persistait au même degré. Je voulus tenter la désobstruction de la trompe d'Eustache par les moyens ordinaires. A cet effet, je me servis d'une sonde métallique à travers laquelle je poussai dans l'intérieur de l'oreille moyenne de l'air; mais je ne pus que difficilement introduire cette sonde dans l'intérieur de la trompe. Le bec de l'instrument, arrivé à l'orifice du canal, lacérait, par ses bords tranchants, les tissus fongueux qui y existaient, provoquait des écoulements de sang; et les mucosités qui s'introduisaient dans l'intérieur de la sonde empêchaient en partie l'air insufflé de s'introduire dans la trompe d'Eustache. Ce fut alors que, voyant l'inutilité de ce procédé opératoire, je songeai à faire parvenir dans la trompe d'Eustache un cathéter plein et à boule, et à le pousser doucement aussi loin qu'il me serait possible. Je suivis le manuel opératoire indiqué plus haut; et lorsque je retirai l'instrument, qui avait pénétré à un centimètre et demi de profondeur, je vis que mon cathéter ramenait au-dehors des mucosités qui s'étaient fixées dans le creux existant entre la boule et la tige. Je répétai deux fois ce cathétérisme dans la même séance, et je conseillai au malade de priser de la poudre de Saint-Ange, afin que l'éternuement qui devait s'en suivre contribuât à provoquer par l'orifice de la trompe d'Eustache dilatée l'expulsion d'une partie des matières contenues dans ce canal.

Le lendemain de cette opération le malade accusa une très-légère amélioration : il avait entendu les battements de sa montre à un centimètre du pavillon de son oreille. Je pratiquai le catéthérisme pendant dix jours. L'amélioration continua à faire des progrès, puisque, au bout de ce temps, le malade pouvait entendre sa montre à quatre centimètres du pavillon de l'oreille. Les bourdonnements n'avaient point cessé ; ils étaient aussi forts qu'auparavant. Pour les faire disparaître je pratiquai des insufflations d'éther ; mais malgré tous mes efforts je n'ai pu obtenir par là la moindre diminution de l'infirmité.

Comme on l'a vu dans l'observation qui précède, le cathétérisme de la trompe d'Eustache à l'aide du cathéter à boule de Charles Bell a procuré une très-petite amélioration. Par ce moyen, j'ai pu désobstruer une partie de la trompe d'Eustache. Ce fait m'encourageait à poursuivre de nouveaux essais. Dans celui qui va suivre on verra combien ce nouveau mode de traitement m'a été utile, puisque, grâce à lui, j'ai pu à peu près complètement débarrasser de sa surdité un malade qui en était atteint depuis trois années.

Obs. ii. *Surdité de l'oreille droite consécutive à une obstruction de la trompe d'Eustache. — Cathétérisme forcé de l'ouverture de ce conduit. — Très-grande amélioration de la surdité.*

M. l'abbé X....., âgé de vingt-six ans., professeur à l'institution des Jésuites d'Avignon, vint me consulter, le 26 avril 1859, pour une surdité de l'oreille droite. Cette infirmité datait de trois années ; elle était survenue à la suite de maux de gorge attribués par cet ecclésiastique à ses fonctions qui l'obligeaient très-souvent de parler à haute voix. Peu à peu la surdité augmentant sans cesse, il avait fini, au bout d'un an, par ne plus entendre sa montre qu'appliquée sur le pavillon de son oreille.

Après avoir subi des traitements de diverse nature, tels que vésicatoires derrière les oreilles , gargarismes alumineux, purgatifs répétés, tisanes sudorifiques, il s'était rendu à Montpellier, où, après avoir essayé divers autres traitements sans succès, on avait jugé sa surdité incurable et provenant d'une désorganisation de l'intérieur de l'oreille.

Quand il arriva à Lyon, après avoir examiné attentivement le conduit auditif, tout-à-fait sain, il me parut que sa surdité était la conséquence de l'obstruction de la trompe d'Eustache , puisque l'air ne pouvait pénétrer dans l'intérieur de l'oreille moyenne. Je crus pouvoir tenter la cure de ce malade, en pratiquant chez lui le cathétérisme à l'aide du cathéter à boule.

Le 27 avril, j'introduisis mon instrument dans la trompe d'Eustache, et je fus assez heureux pour le faire pénétrer à un centimètre de profondeur. Lorsque je le retirai, je le trouvai plein de mucosités à l'union de la tige et de la boule. Je répétai trois fois de suite ce cathétérisme ; chaque fois l'instrument ramenait une assez grande quantité de mucosités ; et quelle ne fut pas la surprise de mon client lorsque, après quelques minutes de repos, il entendit très-distinctement sa montre à cinq centimètres du pavillon de l'oreille. Je lui conseillai, pour provoquer l'éternuement et par suite l'expulsion des mucosités contenues dans la trompe dilatée, l'emploi de la poudre de Saint-Ange. Je pratiquai le cathétérisme pendant les six jours qui suivirent. Le cathéter pénétra, en dernier lieu, à deux centimètres de profondeur. Cherchant alors à faire parvenir de l'air dans l'intérieur de l'oreille, j'y parvins avec facilité.

Le mardi 3 mai, cet ecclésiastique quitta Lyon, pour retourner dans son pays, débarrassé, en grande partie, de sa surdité, puisqu'il pouvait facilement suivre une conversation à voix basse et entendre les battements de sa montre à un mètre de distance.

Si le premier de ces deux faits peut laisser quelque doute sur l'efficacité des cathéters à boule, le second me paraît surtout fait pour m'engager à revendiquer en faveur de leur emploi une large part dans le traitement des surdités. Mais est-ce à dire pour cela que, dans tous les cas d'obstruction de la trompe d'Eustache , on puisse en obtenir un résultat aussi avantageux ? Je ne le pense pas. Si l'on a affaire à des otites internes, ce procédé échouera sûrement. Il en sera de même lorsque l'obstruction sera la conséquence d'une inflammation qui aura épaissi la membrane muqueuse de la trompe et oblitéré en partie ce conduit. Mais lorsque, à la suite de maux de gorge , l'orifice pharyngien de la trompe s'est enflammé et rempli de mucosités , ce procédé sera , je crois , alors d'une incontestable utilité.

Quelles sont les objections que l'on peut adresser contre le cathétérisme ainsi exécuté ? Dira-t-on qu'il refoule une partie des mucosités dans l'intérieur de la trompe ? Mais cet inconvénient , d'ailleurs également propre à l'introduction des cathéters olivaires et des sondes que l'on emploie journellement , disparaît en grande partie si , consécutivement , l'on fait faire aux malades usage de poudre sternutatoire. L'olive ayant alors dilaté l'orifice pharyngien de la trompe, et de plus, en ayant ramené au dehors une partie, ces mucosités , par les efforts de l'éternuément, peuvent alors descendre dans la partie libre et dilatée du canal , tomber dans les fosses nasales ou dans le pharynx, pour être ensuite expulsées au dehors. Du reste, rien n'empêche, une fois la dilatation opérée, de désobstruer la partie profonde de la trompe à l'aide d'insufflations d'air, de vapeurs médicamenteuses, ou d'injections de liquides chargés de principes minéralisateurs, tels que l'eau de Balaruc, comme l'avait conseillé un chirurgien de Lyon, spécialiste consommé, Saissy.

Les cathéters à olive ne peuvent produire de perforation puisque le bec de l'instrument est mousse. Ils n'exposent pas non plus à des déchirures, ni à ces légers écoulements sanguins qui empêchent parfois le malade de se soumettre au cathétérisme, lorsqu'on emploie les sondes métalliques creuses.